AF476643

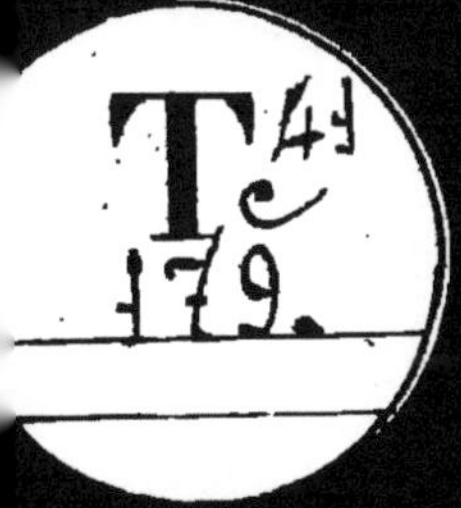
T 41 c
179

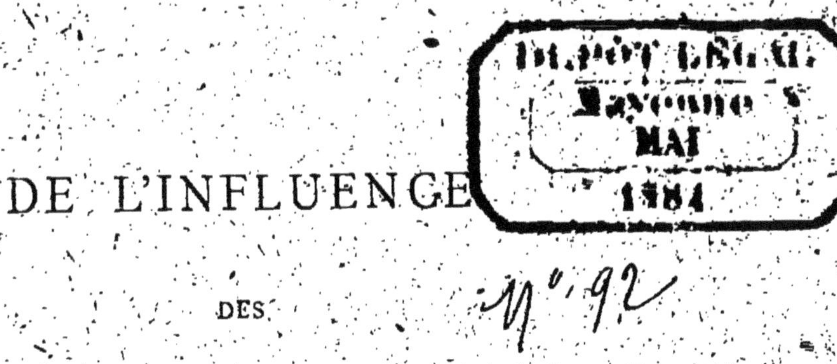

DE L'INFLUENCE

DES

EAUX D'ALIMENTATION

DE LA VILLE DE VIENNE

SUR LES

ENGORGEMENTS THYROÏDIENS

ET LA FIÈVRE TYPHOÏDE

PAR

LE DOCTEUR DOREY

De la Paculté de Médecine de Paris

PARIS

HENRI JOUVE, ÉDITEUR

52, Boulevard Saint-Michel, 52

1884

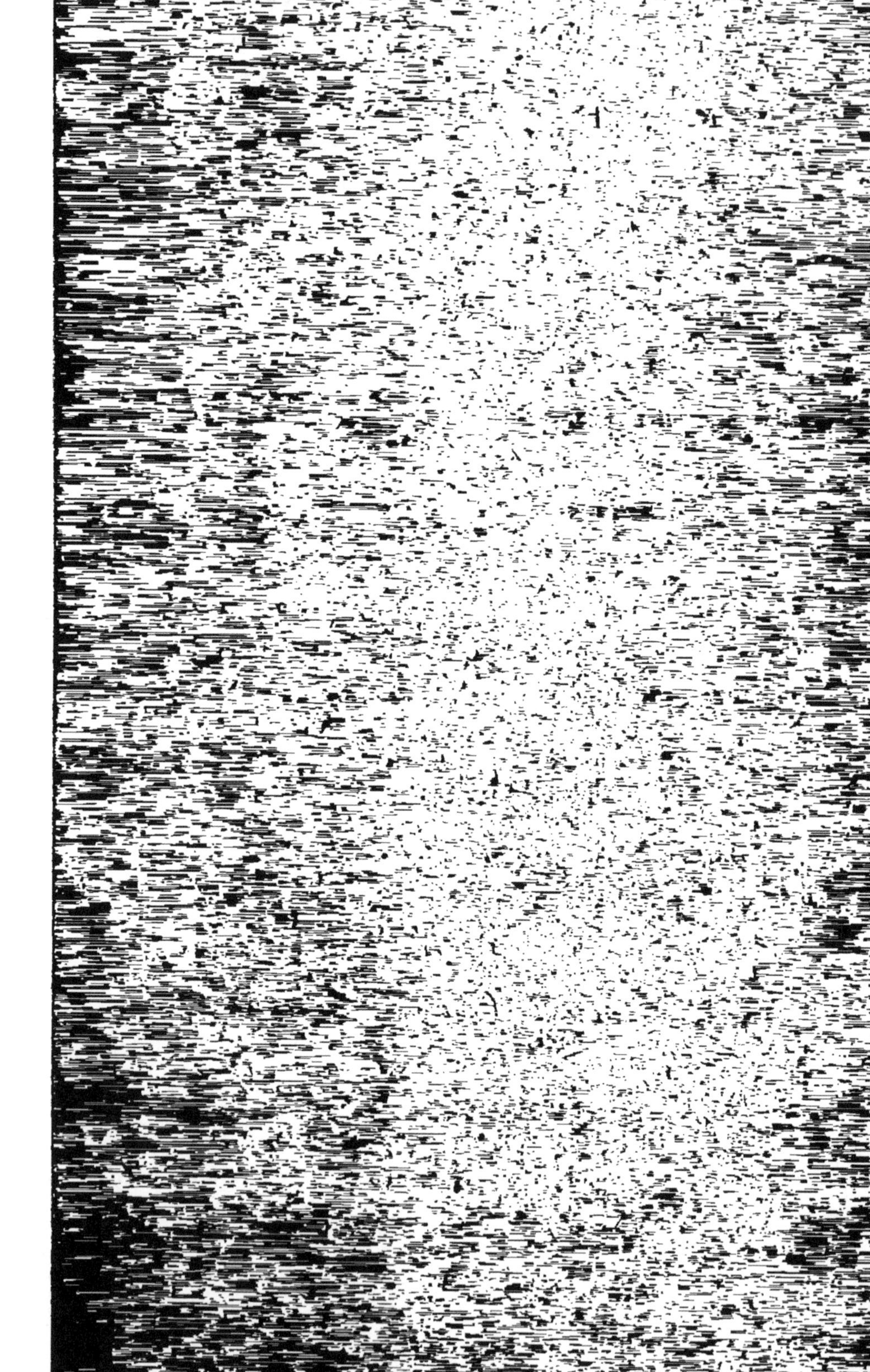

DE L'INFLUENCE

DES

EAUX D'ALIMENTATION

DE LA VILLE DE VIENNE

SUR LES

ENGORGEMENTS THYROÏDIENS

ET LA FIÈVRE TYPHOÏDE

DE L'INFLUENCE

DES

EAUX D'ALIMENTATION

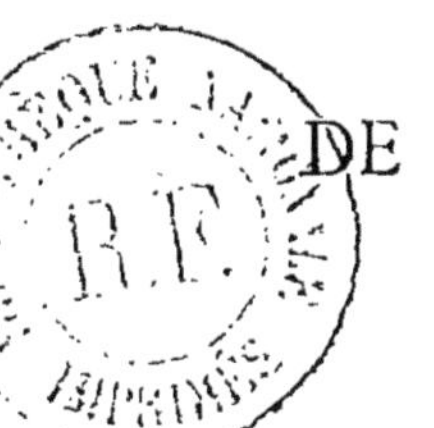

DE LA VILLE DE VIENNE

SUR LES

ENGORGEMENTS THYROÏDIENS

ET LA FIÈVRE TYPHOÏDE

PAR

LE DOCTEUR DOREY

De la Faculté de Médecine de Paris

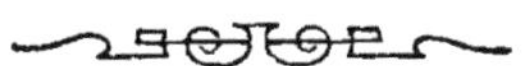

PARIS

HENRI JOUVE, ÉDITEUR

52, Boulevard Saint-Michel, 52

1884

DE L'INFLUENCE

DES EAUX D'ALIMENTATION

DE LA VILLE DE VIENNE

SUR

LES ENGORGEMENTS THYROÏDIENS

ET LA FIÈVRE TYPHOÏDE

INTRODUCTION

Qu'il nous soit permis, avant de traiter la double question qui fait l'objet de ce modeste travail, d'adresser à M. le professeur Laboulbène, nos plus sincères remerciements pour nous avoir engagé à toucher à une question médicale, qui, en raison des détails et des circonstances s'y rattachant, et dont nous avons été témoin, présentait à nos yeux une véritable importance.

Durant nos vacances et pendant les fêtes de Vienne, où nous étions invité par mon frère habitant cette ville depuis une dizaine d'années, nous avions pu fréquemment constater que les eaux d'alimentation de la ville, lorsque surtout elles devenaient troubles, formaient, au fond des vases, où on les versait, un dépôt relativement considérable. Que même on ne se servait, pour ainsi dire, que des eaux du Rhône pour laver le linge : les eaux de la ville étaient, disait-on, trop froides et dissolvaient mal le savon.

Nous avions également observé que la plupart des jeunes filles, ainsi qu'un grand nombre de jeunes garçons, avaient le cou assez gros.

De tristes circonstances nous avaient conduit dans le cimetière de la ville, et là, nous avions pu constater que le sol était noirâtre, boueux. Nous avions pu entendre raconter que cet état particulier était dû aux infiltrations d'un aqueduc romain qui le traversait.

Le fait du passage des eaux d'une grande ville dans un vaste aqueduc romain, à travers un cimetière, coïncidant avec l'endemicité goïuse qui régnait dans la ville, ce fait ajouté à diverses circonstances s'y rattachant, et qui depuis longtemps, nous avait fait suspecter les eaux, se présentant à notre esprit, au moment des encouragements que nous donna notre éminent maître, M. le professeur Laboulbène, de traiter une question concernant notre pays, nous encouragea à poursuivre cette étude et à faire les recherches nécessaires. Nous nous entourâmes alors de tous les renseignements possibles, et de tous les éléments qui devaient nous éclairer.

Nous fîmes venir de l'eau puisée à la source même, puis un échantillon des eaux de la ville. Nous reçûmes, grâce à l'obligeance de personnes dévouées, de la boue prise dans l'aqueduc à 1500 mètres en avant du cimetière.

Cet aqueduc étudié, les eaux et la boue analysées, nous fûmes surpris d'avoir porté, à quelques années de là, un jugement qui concordait si bien avec les premiers résultats de nos recherches.

Sachant, d'autre part, que la fièvre typhoïde est endémique et quelquefois épidémique dans cette même ville, nous n'avons pas cru pouvoir séparer ces deux affections l'une de l'autre, convaincu, après nos sérieuses investigations, — ainsi que nous le démontrerons bientôt — qu'elles sont dues à la même cause : aux eaux d'alimentation.

Des faits que nous estimons concluants le démontreront, aussi bien qu'un certain nombre d'observations que nous avons introduites dans le cours de cette étude et que nos maîtres pourront apprécier.

Nous estimons donc pouvoir établir cette double preuve, soit par l'état de l'aqueduc romain, soit par l'analyse des eaux, ainsi que de celle de la boue, soit enfin par d'autres circonstances s'y rattachant.

En raison de tous ces motifs, nous nous permettrons de définir, aussi sommairement que possible, les deux affections dont nous avons déjà parlé.

Les tumeurs de la glande thyroïde comprennent des hypertrophies ou des productions nouvelles : cancers, kystes, etc... Mais nous ne parlerons ici que de la tumeur connue sous le nom de goître, et que les anciens ont improprement appelée βρογχοκήλη, bronchocèle, hernia gutturalis, struma, grosse gorge, gros cou, etc.

Pour donner une idée exacte de l'hypertrophie thyroïdienne, qui fait en partie l'objet de cette étude, nous ne trouvons rien de mieux que de dire avec M. Duplay : « Le goître ne « détermine par sa présence aucun trouble « appréciable dans les différentes fonctions ; « il ne relève par aucun symptôme subjectif ; « il ne modifie en rien la santé générale ; la « gêne causée par son gonflement est le seul « inconvénient que les malades en ressentent, « et il est si peu une infirmité que dans certaines localités où il se présente à l'état endémique, à Saint-Jean-de-Maurienne par « exemple, il passait autrefois pour un agré- « ment. Ferrus. »

Si nous retranchons de cette citation cette idée : « que la gêne due au gonflement est le seul inconvénient que les malades en ressentent » et cette autre, que : « il est si peu une infirmité que dans certaines localités, où il se présente, il passait autrefois pour un agrément » nous aurons défini l'affection.

Cependant, dans la ville de Vienne, cette

tumeur présente un caractère particulier; d'un côté, elle reste généralement stationnaire après l'âge adulte, d'autre part elle apparaît aux approches de la puberté dans les deux sexes, mais ne cause aucune gêne; elle est de plus limitée le plus souvent au lobe droit de la glande thyroïde.

Le caractère spécial de l'apparition de cette hypertrophie aux approches de la puberté semble nous autoriser à l'appeler goître de la puberté ou pubère pour bien marquer son origine et pour le distinguer du goître congénital et du goître puerpéral. Plusieurs observations, que nous donnons plus loin, établiront, nous en avons l'espoir, les caractères de ce goître.

Quant à la fièvre typhoïde, il serait, croyons-nous, téméraire, dans l'état actuel de la science, d'assigner une cause unique à l'étiologie de cette affection, comme à celle du goître. On a tour à tour accusé un grand nombre de faits : les émanations des égoûts et des fosses d'aisances, l'encombrement, l'encrassement des planchers ou des murs d'habitations, les oscillations de la nappe d'eau souterraine, la contamination des eaux de boissons, et chacun de ces faits multiples a pu fournir son contingent d'observations et de preuves qui semblent leur donner raison à tous en tant que cause particulière et défier de pouvoir préciser l'unité absolue de l'étiologie de cette terrible affection.

Nous nous placerons encore ici sous la puissante autorité de notre savant maître M. le professeur Jaccoud... « Toutes les données « étiologiques, dit-il, dans son Traité de patho- « logie interne, prouvent que le poison typho- « gène est éventuellement contenu dans les « produits de décomposition de matières or- « ganiques ; à ce point de vue le typhus abdo- « minal peut être considéré comme l'expres- « sion *d'une intoxication putride* spéciale, et l'ob- « servation démontre que l'agent toxique at- « teint l'organisme suivant une triple modalité :

« 1° Contenu dans le sol, dans l'air, dans « l'eau, dans les aliments, dans les matières « aux émanations desquelles l'homme est ex- « posé ; il est absorbé par lui ; *c'est l'origine* « *extrinsèque* de la maladie ;

« 2° Il est reproduit par le malade ; comme

« le poison cholérique, il est transmis aux individus sains; c'est là l'origine contagieuse, « ou par transmission;

« 3° *Il naît peut-être primitivement dans l'organisme* sous l'influence de certaines conditions mauvaises, c'est là l'origine spontanée. »

Nous ne dirons rien de ces deux dernières causes pour ne nous occuper que de celle qui semble, depuis quelques années, attirer toute l'attention des savants, en raison de son action plus directe sur l'organisme, quand elle intervient comme facteur principal de l'étiologie de la fièvre typhoïde, nous voulons parler de la contamination des eaux de boisson.

L'étude que nous allons faire de la source de Jument, depuis son origine jusqu'à son arrivée au réservoir de distribution, à Vienne, dans son parcours. sous un sol dès l'abord peu favorable, puis sous le vieux cimetière de la ville, et enfin à travers la ville elle-même, cette étude, c'est là notre espoir, ajoutera un fait, une observation nouvelle, à la série des observations qui ont déjà été faites sur cette importante question de l'étiologie de la fièvre typhoïde, comme aussi à celle d'une certaine forme de goître que nous nous sommes permis d'appeler goître de la puberté ou pubère, affections toutes deux endémiques dans la ville de Vienne, et déterminées par les eaux contaminées de cette dite source.

Il nous serait difficile de faire la preuve que les eaux constituent la cause principale de la fièvre typhoïde et du goître, si la description des terrains qu'elles traversent n'était pas faite. Nous la ferons donc aussi sommairement que possible, mais exacte et complète, pour que l'observation puisse dans son ensemble et dans ses parties, servir à l'importante question à laquelle nous avons osé toucher.

DESCRIPTION DE LA SOURCE

ET DES LIEUX VOISINS

C'est en tourbillonnant quelquefois violemment que cette source jaillit de terre en un endroit appelé Jument dont elle prend le nom. La nappe d'eau qui la fournit doit être peu profonde, car elle est d'une grande fraîcheur. La limpidité en est extrême, et elle était autrefois un but d'excursion assez en vogue en raison surtout de la riche végétation qui se déploie sur ses bords ; mais on y vient beaucoup moins aujourd'hui depuis qu'à la suite de l'affaissement du sol, autour du point central où elle sort, on a élevé des barrières et multiplié les obstacles qui en défendent l'approche. Elle glisse sur un lit de cailloux et de sable d'une longueur de quelques mètres, puis elle pénètre pour la plus grande partie du moins dans un aqueduc dont la construction remonte à la période romaine.

L'eau qui n'entre pas dans l'aqueduc suit sa voie naturelle et va, en décrivant quelques courbes, se jeter à trente mètres de là dans la Gère, rivière dont le cours rapide active un grand nombre d'usines établies sur ses rives animées. C'est dans la vallée formée par cette rivière que nous allons suivre l'aqueduc dans son trajet de Jument à Vienne.

De Jument, la vue domine la Gère ainsi que l'ensemble des collines élevées qui l'encaissent assez étroitement. On voit celles-ci graduellement s'affaisser vers l'embouchure de la rivière, c'est-à-dire vers le Rhône qui coule à l'entrée de la vallée et aux pieds de la ville.

Sur la colline droite, nous apercevons d'abord Saint-Georges, plus loin Pont-Evêque avec ses hauts fourneaux qui, jour et nuit flamboient sans discontinuité en lançant dans l'espace les nombreux gaz que la combustion n'a pas réduits ; et enfin Saint-Martin ou Vienne-Nord, le premier dominé par le mont Arnaud, le second par le mont Salomon.

Sur la colline gauche, nous voyons Manissol et Charlemagne, petits hameaux peu importants, et enfin Vienne-Sud, que domine le mont

Pipet ; près de là, et un peu plus au sud, se trouve le mont Coupe-Jarrets qui, au mois d'octobre et de novembre derniers, servit de lieu de campement au troisième régiment de hussards, frappé d'une épidémie de fièvre typhoïde. Nous avons pris soin de relater toutes les circonstances de ce fait important à la fin de ce modeste travail, et nous en avons tiré les conclusions logiques, nécessaires, qu'il convient, en attribuant à l'eau contaminée du viaduc l'uuique et certainement, ainsi que nous le démontrerons, la véritable cause de l'épidémie.

DESCRIPTION

DE

L'AQUEDUC ROMAIN

C'est sur le versant de cette dernière colline que longe, parallèlement à la Gère, l'aqueduc qui directement alimente la ville, et qui, au moyen de conduites branchées sur lui, avant le cimetière, alimente Pont-Évêque.

Les proportions de cet aqueduc qui sont très vastes, ont une trop grande importance ici pour que nous omettions de les faire connaître.

Il a presque la forme d'un fer à cheval ; sa hauteur moyenne est de $1^{m}30$, sa largeur moyenne, de 0,70 c. à 1 mètre, et sa longueur mesure cinq kilomètres deux cents mètres.

Il présente, nous le voyons, des surfaces considérables aux infiltrations dans les sols divers qu'il traverse. Sa voûte, formée de matériaux d'autant plus épuisés, qu'aucune œuvre de cimentation ne les consolide et protège, est pénétrée sans peine par les racines des plantes et des arbres qui y végètent ou qui croissent dans les terres qui l'enveloppent.

Dès son point de départ, il plonge sous le sol, mais à une profondeur quelque peu variable, suivant le niveau qu'il doit conserver, et parcourt ainsi environ trois cents mètres après lesquels il apparaît plus ou moins, et presque constamment sur une longueur d'environ cinq cents mètres. On voit alors sa voûte presque dénudée ainsi qu'une partie du côté faisant face à la Gère. Un chemin parallèle entre eux se trouve à un niveau légèrement inférieur à l'aqueduc.

Il conserve cette direction générale bien que, laissant la rivière suivre sa ligne sinueuse vers le Rhône, il oblique légèrement à gauche, toujours sur le versant de la même colline et atteint Vienne, après un parcours de cinq kilomètres deux cents mètres.

Durant son premier trajet souterrain, l'aqueduc peut déjà recevoir par les eaux d'infiltration, des principes nuisibles capables d'altérer la pureté de ses eaux; mais c'est aux endroits où il émerge du sol, laissant à découvert une partie de sa voûte, c'est à ces points là, qu'en raison de ces nombreuses défectuosités, il peut se laisser directement envahir par les eaux d'écoulement qui y arrivent souillées de toutes sortes de matières minérales ou organiques.

Ces eaux viennent butter contre l'aqueduc, qui, comme une puissante digue, les arrête jusqu'à ce qu'elles se soient frayé un passage quelconque ou qu'elles aient été absorbées par ce dernier ou par le sol.

Sur la rive opposée à cet endroit, se trouvent les hauts-fourneaux, dont nous avons déjà parlé. C'est de là que les gaz, épargnés par la combustion, s'élèvent dans l'air, et que, portés par les vents, ils tombent çà et là sur la colline au-dessus de l'aqueduc. Eux aussi semblent apporter aux eaux d'écoulement leur principe délétère et les vicier avant qu'elles ne viennent butter contre l'œuvre.

Un peu plus loin, l'aqueduc disparaît une deuxième fois sur un espace assez long, laissant à sa droite une fonderie, sorte d'usine d'extraction de métaux précieux qui se peuvent trouver dans les vieux galons, les vieilles épaulettes, etc., etc., pour réapparaître à nouveau, et cela très fréquemment, mais cette fois jusqu'au cimetière.

Dans ce parcours, l'aqueduc a deux entrées parfaitement closes ; l'une d'elles, la plus voisine de la fonderie, nous a permis de faire retirer du fond de l'eau un mélange de boue et de sable jaune-grisâtre dans lequel apparaissent toutes sortes de produits organiques. Nous les analysons plus loin.

Ajoutons que c'est à cet endroit — on le suppose généralement — que les eaux d'alimentation de la ville sont troublées par de nombreuses infiltrations pendant la saison des pluies.

C'est à quinze cents mètres environ, avant de pénétrer dans le cimetière, qu'on a fixé les deux conduites d'alimentation de Pont-Évêque. Toutes deux, assez éloignées l'une de l'autre, descendent la colline, puis l'une d'elles immerge dans la rivière qu'elle traverse ainsi, pendant que l'autre la franchit au moyen d'un pont de bois qui relie les deux rives.

Il est, dès ici, très important de constater que les habitants de Pont-Évêque, qui boivent les eaux provenant de ces deux conduites branchées sur l'aqueduc, ne sont pas atteints d'engorgements thyroïdiens, et ne paraissent être frappés de la fièvre typhoïde, quand ils le sont, que par la contagion. Il nous suffira, pour expliquer ce fait de contage, de dire que Vienne-Nord ne fait pour ainsi dire qu'un avec Pont-Évêque, de même que le 18e arrondissement de Paris, centre du foyer typhique, selon les savantes observations de Guéneau de Mussy et Lancereaux, se confond avec les arrondissements voisins. Ici, c'est le canal de l'Ourcq qui porte les germes de la maladie; chez nous, c'est l'aqueduc.

L'étude que nous allons faire de cette voie d'eau à travers le cimetière et de la ville jusqu'au réservoir où elle aboutit, nous démontrera que c'est surtout aux éléments infectieux dont s'imprégnent les eaux, pendant leur passage sous le cimetière, et plus loin dans leur parcours à travers la ville, que sont dues ces deux affections, qui, depuis un temps aussi vieux que le cimetière lui-même, y existent à l'état endémique, et quelquefois épidémique, pour la fièvre typhoïde. Témoin, la récente et terrible épidémie des mois d'octobre, de novembre et de décembre derniers, à laquelle nous ne devons pas moins de cinquante victimes.

Après avoir cédé aux deux conduites d'alimentation de Pont-Évêque une partie des eaux de la source, l'aqueduc conserve ses mêmes proportions ; sa hauteur est toujours de 1 m. 30, et sa largeur 0,70 à 1 mètre. Il présente au sol cadavérique et souvent fangeux de ce vieux champ de sépultures, les mêmes surfaces considérables que nous lui avons vues à son point de départ Il est fort probable qu'il faisait partie du vaste réseau de voies d'eau qui sillonnait la campagne autour de Vienne pendant la période romaine. Un cirque et des temples existaient sur la colline occupée par le cimetière. On peut en inférer que ce cimetière est établi sur des ruines de monuments plusieurs fois détruits et bien des fois reconstruits. Ce qui est certain, c'est qu'on y enterre depuis un temps que nos sérieuses recherches n'ont pu fixer.

Donc, l'aqueduc pénètre sous le cimetière qu'il traverse sur une longueur d'environ 300 mètres, touchant de toute la surface de ses vastes parois extérieures à ce sol sursaturé de matières organiques en décomposition.

Pendant 300 mètres, il est immergé dans la boue cadavérique, qui, après les pluies, peut lui abandonner, par des infiltrations continues, une partie des liquides infectieux qu'elle contient.

A voir cet aqueduc aux parois défectueuses, formées de pierres usées par le temps, mal scellées, circuler sous les tombes ou côtoyer les tombeaux, ne le prendrait-on pas plutôt pour un drain immense chargé d'assainir ce champ de culture de tous les virus, de toutes les bactéries, que pour la voie d'eau d'alimentation d'une grande ville?

La partie nord ou inférieure du cimetière, située à droite de l'aqueduc, est aujourd'hui abandonnée en partie.

On y enterre rarement, car le sol, un sol gras, noirâtre, refuse de s'assimiler les corps; il est devenu absolument impropre à provoquer la fermentation. C'est cette partie qui est fréquemment envahie par les eaux d'infiltration de l'aqueduc, alors surtout que ses eaux deviennent plus abondantes. Certains tombeaux, qui y sont placés, sont souvent pleins d'eau ; d'autres, situés immédiatement au-dessus de l'aqueduc sont remplis d'eau au moment des pluies, et sont vidés, par les infiltrations, dans le sol que supporte la voûte de l'aqueduc, Il se produit ici un échange constant des eaux de l'aqueduc dans le sol, et du sol dans l'aqueduc. Les eaux séjournent, un temps plus ou moins considérable dans ces matières les plus putrescibles qu'il y ait, puis, elles pénètrent par filtration dans l'aqueduc, attirées par le vide et le courant de la source. Dans la partie située au sud du viaduc, c'est-à-dire vers la partie moyenne de la colline, le sol est généralement pierreux et perméable Nous y avons pu observer, pendant les vacances dernières, creuser quelques fosses : chaque coup de pioche broyait des os.

Ainsi, d'un côté de l'aqueduc, nous avons un sol toujours humide, rendu fangeux et infectieux par les décompositions cadavérioues dont il est le siège, enveloppant de toutes parts ses parois extérieures, l'attaquant sans cesse, le pénétrant de ses souillures ; et, de l'autre côté, un sol en partie rocheux, merveilleux champ de culture pour les bactéries, selon notre illustre Pasteur.

Nous n'osons nous demander ce que deviennent tous les bacilles soit typhiques, soit tuberculeux, ainsi que les nombreux virus de toutes les autres maladies, dans ce sol qui leur donne si bien toutes les facilités de pénétrer à travers les parois défectueuses de cette voie d'eau d'alimentation ; nous pouvons indiquer seulement, que les dernières victimes de la fièvre typhoïde sont là, qu'elles s'y ajoutent les unes aux autres et s'y entassent régulièrement et constamment.

Les variations atmosphériques doivent, elles aussi, apporter leur contingent de faits nuisibles ; sous l'action des évaporations qui se produisent pendant les grandes chaleurs dans l'aqueduc, la vapeur d'eau va se fixer à la paroi supérieure, assez froide pour l'y attirer. Cette vapeur s'y condense en gouttelettes qui s'imprègnent de substances minérales, ou se mêlent au virus cadavérique, toutes choses pénétrant lentement par filtration, puis retombent dans la masse des eaux, chargées de toutes sortes d'éléments infectieux.

Quant aux filtrations dont nous avons parlé, elles existent sur tout le parcours de l'aqueduc. Un certain nombre de petits ruisseaux qui fréquemment se forment sur son trajet n'ont pas d'autre origine. A son entrée même dans le cimetière, l'aqueduc alimente une citerne dont le niveau d'eau varie avec les saisons. On y vient encore, mais beaucoup moins qu'autrefois, puiser de l'eau pour arroser les plantes et les fleurs qui ornent les tombeaux.

Deux fontaines bien connues, situées l'une au centre de ce champ de sépultures, l'autre au milieu d'une courte rue qu'on nomme rue du Cimetière, démontrent que même en ce point, le niveau des eaux de l'aqueduc varie. Cela est si vrai que cette dernière fontaine, cessant de fournir de l'eau pendant les temps de sécheresse, fut légèrement déplacée, de façon à ce que son niveau se trouvât quelque peu abaissé. Depuis lors elle n'a pas cessé d'être alimentée.

Quoi d'étonnant, qu'une œuvre semblable dont les matériaux de construction ont eu tout le temps de s'assimiler avec le sol dans lequel ils plongent, ait des infiltrations ou en reçoive?

Les preuves de ces filtrations sont, du reste, fort nombreuses ; mais la plus irréfutable découle, selon nous, de l'analyse que nous avons faite des eaux prises à l'origine de l'aqueduc, et de celles puisées dans la ville elle-même. Nous l'exposerons plus loin, car il nous reste encore à décrire une trop grande partie de cette voie d'eau d'alimentation, point d'autant plus important que, malgré nos recherches, nous n'avons pu voir constater nulle part l'existence d'un autre fait similaire.

Nous avons vu ce que devient l'eau de la source sous le cimetière, poursuivons nos investigations au-delà. Portant déjà dans ses flancs de nombreux germes infectieux, l'aqueduc abandonne le cimetière pour pénétrer dans la ville. Il n'a plus que 150 mètres à parcourir pour aboutir au réservoir de distribution. Il décrit alors une ligne irrégulière et sinueuse sur un sol formé de gnéiss et de schistes talqueux, passant sous les maisons, et traversant quelques petites rues.

Il y a environ deux années, on dut opérer une large section dans cet aqueduc pour prolonger la rue de la Gare directement sur Pont-

Evêque. Le niveau de cette rue obligea de réunir les deux parties ainsi séparées au moyen d'un grand siphon. C'est au sujet de ces divers travaux de raccord, que l'on découvrit, sous une maison démolie, une fosse d'aisance qui s'étendait au-dessous même de l'aqueduc, sorte de puisard qu'on eût dit destiné à entretenir la viciation de l'eau. Ceci nous permet d'inférer que sous un rayon de 150 mètres, l'aqueduc étant le centre de ce rayon, il y a de nombreuses fosses semblables ayant pour centre d'attraction le centre même de l'aqueduc.

Nous indiquons cent cinquante mètres, en souvenir d'une observation de Gentilly où un puisard qui servait de réservoir aux détritus organiques d'une fabrique de bougie infecta, à cette distance, de nombreux puits, et, ce n'est que cinq ans après sa disparition que les eaux redevinrent propres à l'alimentation.

Or ici, nous avons à constater l'existence de nombreux foyers d'infection ; vieilles ruines et fosses d'aisances qui peuvent souiller l'unique, la seule conduite d'eau d'alimentation qui nous occupe, placée sous l'influence directe de leur action en raison de la nature spéciale du sol dans lequel elle circule et des matériaux défectueux qui en forment les parois perméables.

Rappelons-nous que Vienne, étant une des villes que le fléau des guerres a plusieurs fois détruite, les ruines, ainsi que nous le disions, au commencement de cette étude, y sont entassées sur des ruines; que par conséquent l'aqueduc, dans son trajet souterrain dans la ville est de tous côtés borné par des détritus de toutes sortes, par de vieux matériaux, et des pierres souillées à un même degré que celles dont il est construit.

Veut-on savoir ce que peuvent absorber les pierres des vieux murs en présence des filtrations infectieuses? Cette question a été spécialement étudiée par M. le professeur Poincarré, de Nancy : « Pendant, dit-il, que des pierres étaient déposées à l'amphithéâtre, d'autres étaient maintenues dans une hotte vitrée où se trouvait un bassin contenant de l'eau d'égoût; d'autres dans une seconde hotte vitrée avec un bassin rempli d'une eau gélatineuse ayant servi à la coction d'os et un bocal contenant des selles typhiques.

Dans les 3 cas, les poussières de l'atmosphère particulière ont été recueillies avec l'aéroscope, examinées immédiatement, et mises ensuite en culture. Les pierres ont été essuyées et raclées afin de leur faire perdre leur couche superficielle, et par suite seulement, pulvérisées ; c'est cette poussière, plus ou moins centrale, qui a été, d'autre part, mise aussi en culture. Or dans les deux premiers cas, la culture de l'air comme celle des pierres, n'a donné que des monades, des bactéries et des spirilles. Dans le dernier, celle de l'air comme celle des pierres, a fourni en plus des champignons identiques à ceux dont la surface de l'eau gélatineuse était couverte. De plus, les flacons de culture exhalaient, ce qui n'avait pas eu lieu les deux premières fois, une odeur fécale *sui generis* identique à celle fournie par le flacon de selles typhiques. »

Encore quelques mots de description et nous aurons fini Le trop plein des eaux du réservoir de distribution se déverse dans un petit lavoir, où une dizaine de personnes peuvent commodément s'installer. Nous ne ferons aucune autre remarque à ce sujet, mais en

raison de la similitude des lieux et des circonstances que nous y trouvons avec la question qui nous occupe, nous rapporterons l'observation suivante de M. le Dr Baraduc de Montaigut (Puy-de-Dôme). En voici le résumé :
« Le village de Côte-Bidon s'élève sur une colline granitique, assez abrupte ; il possède quarante-et-un habitants et dix maisons, l'hygiène y est mauvaise, et, malgré cela, la fièvre typhoïde est inconnue.

Une petite fille de 13 ans, de ce même village, va voir son oncle, atteint de la fièvre typhoïde dans une ville voisine, et revient dans son pays en y apportant les germes de cette affection dont elle meurt 35 jours après.

Les déjections de cette enfant, contenues dans les vases, étaient jetées en face d'un puits ; les linges étaient lavés dans un baquet que l'on vidait ensuite.

Les eaux de pluie, en tombant, entraînaient tous ces détritus, et, par une infiltration assez naturelle, venaient souiller l'eau du puits que tout le monde continuait de boire.

Aussi le 20 décembre, la maladie typhique éclata-t-elle, frappant en deux mois, 16 habitants ; la mortalité atteignit 8 pour 100 de la population.

Il y eut alors quelques cas de fièvre en dehors du village, et tous ces cas peuvent être rapportés à la même origine, ce qui nous permet d'expliquer la propagation d'une manière identique.

En 1879, nouvelle épidémie dans le village des Monts, situé à l'ouest de la petite ville de Montaigut.

Le village repose sur une colline non abritée, sur un sol argileux. Quant au sous-sol, il est formé de gneiss friable, roche éminemment perméable ; les habitations sont basses, etc.

Au mois de novembre 1878, la fièvre est à l'état sporadique et spontané dans une maison ; six mois après la fièvre devient épidémique ; 14 personnes sur 33 sont atteintes.

Le docteur Baraduc s'enquiert des eaux que boivent les habitants ; il visite la fontaine du Mont d'en bas et trouve les eaux dans de détestables conditions hygiéniques.

L'eau de la fontaine sort d'un pré, captée par une petite construction en pierres sèches, profonde de cinquante centimètres. Cette eau paraît excellente, mais à un mètre du petit mur qu'enclôt la fontaine, se trouve un réservoir plus grand, creusé dans le sol ; les deux eaux ont même niveau, c'est là qu'on lave, c'est là qu'on fait toutes les lessives des deux villages.

Le docteur fait disparaître le lavoir et en même temps la fièvre typhoïde. »

Après cette observation importante, nous pourrions encore constater que, de même que l'aqueduc sous le cimetière, et à travers la ville, le lavoir, alimenté avec le trop plein des eaux du réservoir d'eau d'alimentation, est établi dans le voisinage de vieux murs et de ruines fort anciennes ; qu'on y lave le linge dans une eau qui repose sur une couche plus ou moins épaisse de boue dans laquelle se trouvent entassés des détritus aussi divers que multiples ; qu'il doit y avoir, et qu'il y a évidemment, par infiltration, des échanges constants des eaux de l'aqueduc dans le dit lavoir et que ces dispositions s'ajoutent encore aux faits que nous avons énumérés pour accroître l'insalubrité émanant des eaux, dans la ville, où la fièvre typhoïde fait de si nombreuses victimes.

De plus, les eaux du réservoir reposent, elles aussi, sur un fond de boue dont la couleur diffère sensiblement de celle prise dans l'aqueduc à 1500 mètres au dessus de la ville. Nous avons trouvé cette dernière jaune grisâtre ; ici, la teinte doit en être beaucoup plus foncée, ne contenant qu'une partie infime de sable, elle est en grande partie composée d'une véritable accumulation de particules les moins solides, les plus ténues de matières organiques.

Nous aurions été heureux de soumettre à l'analyse cette dernière boue du réservoir ; mais, bien que nous ayons fait de nombreuses tentatives pour nous en procurer, nos efforts sont restés vains.

Néanmoins, nous adresserons de bien vifs remercîments aux personnes qui nous ont procuré la boue prise dans l'aqueduc à environ 1500 mètres du réservoir, en un point situé bien avant du cimetière par conséquent.

En songeant à la série véritablement effroyable des circonstances qui, par leurs manifestations isolées ou réunies, peuvent rendre insalubres les eaux de l'aqueduc dont nous venons de faire la description, nous voyons que toutes les règles les plus élémentaires de l'hygiène ont été absolument violées dans l'établissement de cette voie d'eau d'alimentation.

Après avoir consulté nos plus éminents hygiénistes : MM. Lévy, Bouchardat, Proust, etc. nous trouvons ici accumulées toutes les circonstances qui peuvent créer dans l'organisme vivant une réceptivité de l'affection qui nous occupe, comme aussi la plupart des faits et des causes qui la peuvent déterminer.

La situation de l'aqueduc traversant le cimetière, nous rappelle le fait suivant cité par notre illustre maître, M. le professeur Jaccoud, qu'à Londres (1) : « on a vu des infiltrations de matières organiques provenant des cimetières pénétrer dans des puits et des égouts, à travers non seulement la brique, mais encore le ciment à 30 pieds de distance. »

Cette dernière observation d'une très grande

1. *Dictionnaire de médecine.*

importance pour notre sujet, et que nous sommes heureux de devoir à un tel savant, suffirait largement à justifier notre travail, si nous n'avions pas déjà reçu les encouragements de notre éminent maître, M. le professeur Laboulbène, de toucher à cette question, quelque peu spéciale à notre pays. C'est pourquoi, nous nous sommes attaché à démontrer que la cause prépondérante de la fièvre typhoïde, dans la ville de Vienne, réside bien dans les eaux d'alimentation, souillées surtout pendant le passage souterrain de l'aqueduc à travers le vieux cimetière, dans ce parcours d'environ trois cents mètres, présentant ainsi une surface que nous ne pouvons pas évaluer à moins de quatre mille mètres carrés, aux émanations et aux infiltrations les plus infectieuses.

M. Lefort, dans une communication présentée à l'Académie de médecine, nous donne encore une preuve irréfutable touchant l'existence de ces mêmes filtrations. Cet auteur soumit à l'analyse les eaux d'un puits d'une des communes de l'Allier, creusé à 50 mètres du cimetière, et il trouva que, non seulement les eanx présentaient une saveur désagréable, mais qu'elles étaient chargées de matières organiques.

M. Pasteur, avec sa très grande autorité, nous permet d'ajouter : « que le sol où l'on enfouit les cadavres peut leur emprunter les bactéries, les conserver, leur servir de milieu de culture ou de multiplication à l'infini. »

Or, ces germes infectieux existent dans ce sol où passe l'aqueduc ; ils y pullulent véritablement et leur vitalité doit y être extrême, selon l'observation de notre maître.

De plus, les eaux, caractérisées par une très grande fraîcheur, pour ne pas les appeler des eaux froides, peuvent être très propres à la conservation des micro-organismes. MM. Raoul Pichet et Jung, en effet, dans une communication faite à l'Académie de Médecine, le 24 mars dernier ont démontré que certains micro-organismes de l'homme résistaient à un froid de 132 degrés au dessous de zéro, pendant plusieurs heures, conservaient leur vitalité, et par conséquent le pouvoir de se multiplier.

Nous ne nous étonnerons donc plus, si nous entendons encore notre savant maître, M. le professeur Laboulbène, nous redire : « Le nombre des œufs du tœnia inerme est incalculable et leur vitalité est telle que vous pouvez les broyer fortement sans nuire à leur reproduction. »

Au dedans donc, comme au dehors de notre aqueduc, les bactéries ou les micro-organismes de l'homme trouvent un milieu favorable à leur vitalité et à leur multiplication.

Le fait du passage de cette voie d'eau d'alimentation sous les maisons de la ville, assez près des fosses d'aisances pour en recevoir, par infiltration, les éléments infectieux qu'elles contiennent, nous autorise à faire connaître l'opinion de M. le Dr Gueneau de Mussy. Ce savant auteur écrit : « L'eau souillée par les matières fécales est un des plus puissants véhicules de la fièvre typhoïde, à plus forte raison la présence des déjections typhiques dans les eaux potables doit avoir le plus grand inconvénient. »

Si nous consultons enfin, le Traité des épidémies des armées, de Laveron, nous y trouvons, sur la propagation et l'influence des causes prédisposantes de la fièvre typhoïde: « Que la cause excitante de la maladie, le

« poisons pécifique, doit être recherché dans « les émanations gazeuses des égouts et des « fosses d'aisances mal entretenues. »

« Dans quelques cas, ces émanations n'agis- « sent pas directement, elles souillent les « eaux des réservoirs et des fontaines qui de- « viennent ainsi l'agent d'infection ».

Cette remarque nous oblige de rappeler, qu'une fosse d'aisance, sorte de puisard, a été trouvée sous l'aqueduc, et que de nombreuses autres fosses y peuvent également exister à des distances plus ou moins rapprochées, n'oubliant pas surtout que, dans ce parcours, il mesure en surface plus de deux mille mètres carrés.

De même que notre savant maître, M. le professeur Jaccoud, dit, dans son Traité de pathologie, que le poison typhique peut être contaminé dans l'eau potable, par suite des infiltrations et de causes accidentelles, presque tous les auteurs anglais affirment que les eaux potables jouent un rôle très important dans la propagation de cette maladie.

M. le Dr Greisinger cite également de nombreuses observations sur cette épidémie en exprimant que les eaux contaminées doivent en être la cause principale.

Rappelons encore que le Dr Robinski, de Berlin, croit aux mêmes influences.

Nous pourrions multiplier les observations de nos éminents maîtres, pour établir l'influence des eaux souillées sur cette grave affection, mais nous pensons qu'il nous suffira pour terminer ces citations, de rappeler l'observation suivante, due à M. Lancereaux, observation des plus importantes en raison de la similitude des circonstances avec notre sujet : « Paris, disait-il en 1879, n'a-t-il pas un foyer où naît la fièvre typhoïde ? Ce foyer, c'est le 18e arrondissement qu'alimentent les eaux de l'Ourcq. L'eau fournie par ce canal s'étale en plein air, sert à la navigation, reçoit sur son parcours, des déjections, des détritus de toutes sortes, etc. »

Le vrai foyer typhique dans la ville de Vienne est surtout dans Vienne-Sud, directement alimenté par les eaux du réservoir de la ville. Il en est de même pour la caserne neuve, à laquelle nous consacrerons, à la fin de cette étude, une observation rigoureuse que nous jugeons très importante, en ce qu'elle démontre d'une manière irréfutable l'étiologie de la fièvre typhoïde par les eaux d'alimentation.

ANALYSE HYDROTIMÉTRIQUE

DES EAUX

Étudions maintenant, par l'analyse, l'état des eaux prises vers leur point de départ, pour les comparer ensuite à celles puisées au réservoir de distribution dans la ville. Avant d'arriver à ce résultat, nous croyons utile d'indiquer que c'est la méthode de Boutron et Boudet qui nous a servi à trouver le degré hydrotimétrique des deux échantillons différents des eaux, ainsi qu'à établir la quantité très approximative des sels qu'elles renfermaient.

Nous devons les premiers échantillons des eaux que nous avons reçues à l'obligeance de mon frère, Jules Dorey, de Vienne.

Dès que ces deux échantillons nous furent parvenus, sans le secours d'aucun appareil, et à première vue, nous pûmes constater une différence très sensible entre eux. L'eau, prise à l'origine de l'aqueduc, était claire, limpide; c'est à peine si l'on y pouvait distinguer quelques particules grisâtres. Après les avoir laissé reposer quelques instants, on remarquait au fond du verre dans lequel on les avait versées, quelques points brillants.

L'eau, prise dans la ville même, était bien, elle aussi, claire et transparente, mais il était aisé d'y distinguer, flottant çà et là, de nombreuses particules organiques qui permettaient après une inspection très-sommaire de la distinguer de la première, bien qu'elle eût été puisée longtemps après les pluies, dans un moment par conséquent, où elle est relativement limpide. Cependant, la teinte de cette dernière eau était légèrement foncée en raison du plus grand nombre de particules noirâtres qui s'y trouvaient assez apparentes pour en modifier la nuance générale.

On pouvait donc immédiatement remarquer que ces deux échantillons d'eau ne provenaient pas du même endroit, on pouvait même croire qu'ils avaient été puisés à deux sources différentes.

Dans l'eau prise dans la ville, le dépôt formé

était presque grisâtre avec de nombreux points plus foncés.

Dans l'eau prise au commencement de l'aqueduc, nous recueillîmes quelques rares particules qui s'y trouvaient, et nous les plaçâmes avec soin sur des lamelles de verre pour les étudier au microscope.

Ce puissant instrument nous révéla dans cet échantillon l'existence d'amidon, de chanvre, de fougère, de mousse et de divers sels, tels que les carbonates de chaux et de magnésie.

Nous soumîmes l'échantillon de l'eau de la ville à la même inspection. A part tous les corps que nous venons d'énumérer, nous y aperçûmes : des spores de champignons.

Cet examen nous surprit, car nous étions loin de nous attendre à un résultat aussi concluant.

La grande quantité de matières étrangères, trouvées dans les deux échantillons, nous fit craindre que les bouteilles qui les contenaient n'eussent pas été préalablement bien lavées. Néanmoins, nous fîmes évaporer, dans des capsules, et assez lentement, un litre des deux sortes, et tout aussitôt nous pûmes constater que les vapeurs qui s'en élevaient étaient différentes entre elles, quant à l'odeur.

En somme, sous une même température et sous une même pression, ces vapeurs différaient en ce point que celles produites par l'eau de la source, étaient plus blanches que celles produites par l'eau de la ville, laquelle rappelait sensiblement une odeur ammoniacale.

A la fin de l'évaporation, le résidu contenu dans les deux capsules confirmait ce qu'à la vue nous avions appris : celui provenant de l'évaporation des eaux de la source, était blanc et renfermait quelques rares points grisâtres; l'autre était plus nuancé. Enfin la différence caractéristique résidait dans ce fait, que le premier résidu était blanchâtre et que celui des eaux de la ville était surtout rendu gris terne par l'existence d'une certaine quantité de particules organiques.

Rien ne montrait à la vue, dans les eaux de la source, ces particules quelque peu ternes dont nous avions constaté l'existence dans les eaux de la ville.

Il était également visible que les produits

solides étaient en plus grande quantité dans cette dernière. Le microscope révéla dans cette eau : du carbonate de chaux, de magnésie, etc.

Les résidus différant par la quantité, nous fûmes déjà presque fixé, car cette simple expérience établissait une différence notable entre les deux èaux.

L'existence de spores, de vibrions, dans les eaux de la ville, nous mit en défiance, et il ne nous sembla pas possible de nous prononcer après ce premier examen, qui n'avait pas été entouré de toutes les garanties voulues. Aussi, nous fîmes-nous adresser deux nouveaux échantillons de cette eau : l'un puisé à la source, l'autre dans la ville même, en exigeant que les bouteilles qui devaient les contenir fussent lavées d'abord avec de l'acide sulfurique et ensuite à l'eau distillée.

Ces précautions prises devaient donner à notre seconde analyse toute l'exactitude nécessaire.

Dès que nous eûmes reçu nos nouveaux échantillons, nous les laissâmes reposer en les observant, ainsi que nous avions fait la première fois, et nous constatâmes que toutes les données de la première expérience étaient exactes.

L'eau, prise à l'origine de l'aqueduc, était plus limpide que celle puisée dans la ville ; le dépôt qu'elle formait au fond du verre ne présentait seulement que quelques points brillants. Quant aux particules organiques, elles y étaient très rares et il nous fut à peine possible d'en pouvoir saisir quelques-unes pour les étudier au microscope.

Les eaux, prises dans la ville, présentaient peut-être, cette fois, un peu moins de particules noirâtres, mais elles en renfermaient beaucoup. Le dépôt qu'elles formaient au fond de la bouteille était terne. Ainsi que dans notre première expérience, on pouvait aisément distinguer à la vue, la différence notable qui existait entre les deux échantillons.

Puis, nous recueillîmes un certain nombre de particules organiques contenues dans cette eau, et nous les plaçâmes sur des lamelles de verre.

D'un autre côté, l'évaporation faite nous permit de constater à nouveau les mêmes différences de couleur et d'odeur, que nous avions trouvées lors de la première expérience.

De plus, la couleur de l'eau en ébullition,

dans les deux capsules, était différente : l'eau de la source était claire, limpide ; celle de la ville présentait, au contraire, un aspect un peu terne. Quant aux résidus contenus dans les deux capsules, ils différaient également en couleur et en poids. Ce point très important est mis en évidence par la méthode de Boudron et Boudet.

En pesant l'une après l'autre, l'eau du premier et du deuxième échantillon, à quantité égale, nous constatâmes, une différence sensible entre elles.

Les eaux prises au commencement de l'aqueduc avaient 24 degrés hydrotimétriques ; celles, prises dans la ville, 25°.

Quant aux différents sels qu'elles contenaient la même méthode nous fit trouver, par litre :

Eaux prises à l'origine de l'aqueduc :

Acide carbonique	0 l. 017500
Sulfates et autres sels que les carbonates.	0 g. 042000
Carbonates de chaux.	0 100425
Sels de magnésie	0 096875
	0 g. 2393

Eaux prises aux fontaines de la ville :

Acide carbonique	0 l.	012500
Sulfates et autres sels que les carbonates.	0 g.	045500
Carbonates de chaux.	0	105575
Sels de magnésie	0	112500
	0 g.	276075

Les eaux du Rhône, selon Boutron et Boudet, mesurent 15 degrés hydrotimétriques.

Ces chiffres montrent que les eaux d'alimentation de la ville de Vienne se sont sensiblement chargées de produits solides pendant leur trajet souterrain dans le vieil aqueduc, depuis Jument jusqu'au réservoir.

Nous avons vu que ces eaux d'alimentation, captées dès quelques mètres de la source, ne pouvaient pas suffisamment s'aérer puisque l'aqueduc qui a plus de cinq kilomètres n'a que quelques portes d'entrée qui restent parfaitement et constamment closes. Or, nous ne perdons pas de vue que les racines des plantes, et enfin les matières organiques de tous genres dont elles sont chargées absorbent son oxygène.

Nous avons attiré l'attention sur les dangers que présente leur traversée dans le cimetière de la ville : nous allons maintenant faire connaître en quelques mots une autre cause de viciation de ces eaux, provenant de leur long écoulement sur un lit de boue que les infiltrations incessantes contribuent à augmenter.

ANALYSE

DE LA

BOUE PRISE DANS L'AQUEDUC

La boue prise dans l'aqueduc n'était qu'un amas de matières organiques, aux nuances les plus diverses ; un entassement visqueux de particules appartenant à tous les végétaux croissant, sur son parcours, ou bien aux différents sols qu'il traverse.

On y voyait, au milieu de joncs, de fougères, de chanvres, de la mousse mêlée à des carbonates de chaux et de magnésie ; du fer, des coquilles, des élytres d'insctes, des paillettes de mica brillant sur des masses onctueuses au toucher, et dans lesquelles des vers s'agitaient.

Les premiers lavages de cette boue chargèrent l'eau d'un limon jaunâtre d'abord, noir ensuite. Après un certain nombre d'autres lavages, l'eau était absolument obscurcie par un nombre incalculable de particules organiques les plus ténues, qui flottaient un instant dans l'eau agitée, mais qui descendaient rapidement au fond de l'eau calme. Au douzième lavage, des particules troublaient encore l'eau fortement agitée, en lui donnant une teinte légèrement grisâtre.

Tous les corps que nous avions vus dans l'eau, aidé du microscope, se retrouvaient en quantité innombrable dans cette boue, qui véritablement apparaissait à nos yeux comme un réceptacle de toutes les particules organiques en décomposition.

Tout cela avait dû pénétrer dans l'aqueduc entraîné par les eaux d'écoulement qui s'introduisent par infiltration.

C'est sur ce lit de résidus que coule l'eau de la source jusqu'à son entrée dans la ville.

Si nous résumons ce que nous a révélé l'analyse des eaux et de la boue de l'aqueduc, nous y trouvons en grande partie tous les éléments qui répondent aux théories de la genèse du goître.

Nous avons démontré, en effet, que ces eaux renferment des sels de magnésie, en assez grande abondance ; qu'elles sont peu aérées soit en raison de la nappe d'eau qui les fournit, soit en raison de la longueur du viaduc parfaitement clos qu'elles traversent, et du lit de boue sur lequel elles coulent. Nous avons, en outre, montré qu'elles renferment beaucoup de carbonates de chaux, et enfin une grande quantité de matières organiques les pouvant pour ainsi dire désoxygéner. Nous avons dit de plus qu'elles sont très fraîches, on pourrait dire presque froides.

Nous voyons donc qu'elles réunissent des conditions plus que suffisantes pour qu'il nous soit permis d'affirmer qu'elles sont la cause efficiente de l'endémicité du goître qui nous occupe, sachant surtout, par l'observation des faits, que les eaux de cette même source déterminent cette affection dans une partie du pays et non dans l'autre.

Ces eaux, nous l'avons déjà dit, répondent aux théories les plus importantes et les plus généralement admises :

1° A la théorie du Dr Lagrange, qui attribue la cause du goître à un excès de magnésie contenu dans les eaux potables ;

2° A la théorie de Boussingault, qui soutient que cette affection est due à la désoxygénation des eaux de boissons et un peu à celle de l'air ;

3° A celle de Saint-Lager, qui accuse le fer surtout à l'état de sulfure ; or, nous avons trouvé dans la boue, sur laquelle coulent les eaux que nous étudions, du fer, du mica.

4° A celle de Baillarger, qui admet l'existence d'un principe spécial toxique contenu dans les eaux potables, et, peut-être même aussi quelquefois dans l'atmosphère. Devant cette théorie nous devons nous rappeler les principes toxiques dont notre source peut s'imprégner dans son parcours, sous le cimetière et sous la ville.

5° Enfin à la théorie de notre éminent maître, M. le professeur Bouchardat, qui dans son très remarquable traité d'hygiène de 1883, page 172, dit : « Selon nous, ce n'est pas l'absence d'un principe, mais la présence dans l'eau de matières agissant comme les ferments qui donnent naissance au goître endémique, et, il ajoute plus loin, avec son élève M. le Dr Moretin, à l'appui de cette opinion : « qu'il faut attribuer cette affection à la présence de matières organiques dans les eaux. »

M. le professeur Moretin fit évaporer les eaux dans un pays où régnait cette affection, et il constata toujours que le résidu renfermait des matières organiques.

Nous sommes, dit encore notre maître, « naturellement conduit à admettre que le fer-
« ment qui doit produire le goître prend nais-
« sance par la décomposition des matières
« végétales sous l'influence de l'eau, renfer-
« mant des sels qui se rencontrent dans les ter-
« rains dolomitiques. »

Nous adopterons cette dernière théorie, car elle répond d'une façon parfaite à l'état des eaux que nous incriminons.

Les sels de magnésie, de chaux ; les matières végétales qu'elles contiennent ; le lit de boue sur lequel elles coulent, et où nous avons trouvé tant de matières en décomposition, confirment rigoureusement les idées de notre savant maître, M. le professeur Bouchardat, et démontrent la genèse de cette affection.

Nous apporterons quelques observations seulement à l'appui de cette opinion :

Observation I.

L... 24 ans, se porte très bien jusqu'à 12 ans ; pendant sa 13ᵉ année seulement, elle voit apparaître une grosseur à son cou du côté droit, ses parents, ouvriers tisseurs, la font aussitôt soigner.

L. devient grande fille à cette époque, et malgré tous les soins sa tumeur augmente encore un peu, puis reste stationnaire les années suivantes.

En 1881, L... vient à Paris avec sa famille et là, au bout de quelque temps, on remarque que son cou a diminué de volume, l'hypertrophie du lobe droit de la glande thyroïde a aujourd'hui presque disparu.

Observation II.

M..., couturière, 26 ans, née à Vienne, jouit d'une santé parfaite jusqu'à 13 ans. De 13 à

14 ans, sa mère remarque que le cou de son enfant grossit. Des soins sérieux et constants lui sont donnés, mais sans résultat sensible. Devenue grande fille à cette époque, la tumeur reste stationnaire.

En 1879, M... quitte son pays et vient à Paris chez des parents pour se perfectionner dans son état.

Pendant les 7 ou 8 premiers mois de séjour ici, M... est souffrante ; elle a des crampes dans les jambes ; son ventre est dur, ballonné ; ses époques sont supprimées et son cou a visiblement augmenté de volume.

Ces phénomènes cessent peu à peu, les époques reviennent normalement et l'hypertrophie thyroïdienne du lobe droit de la glande disparaît progressivement. En 1883, la glande est normale.

Il résulte, croyons-nous, de ces deux observations que nous pourrions multiplier, qu'il existe dans cette ville de Vienne une affection goîtreuse, que nous nous sommes permis d'appeler pubère pour bien marquer son origine ou plutôt désigner l'époque où elle débute généralement et la distinguer, ainsi que nous l'avons déjà dit, de l'affection goîtreuse congénitale et puerpérale. Ce goître pubère ne revêt que très rarement la forme connue.

Cette affection, ainsi que nous l'avons observé pendant nos vacances, atteint au moins les deux tiers des jeunes filles et un peu moins les jeunes garçons. Chez ces derniers, comme chez les jeunes filles, elle apparaît un peu avant la puberté. Elle ne rend presque pas le cou difforme. Les personnes qui en sont atteintes ne s'en préoccupent nullement, si nous en exceptons quelques-unes qui réclament les soins du médecin.

Mais, si l'hypertrophie thyroïdienne reste généralement stationnaire, et qu'elle semble à peine difforme pour les habitants de la ville, il n'en est pas toujours et constamment de même pour les étrangers qui y viennent résider ; de plus, elle apparaît tantôt à l'âge adulte tantôt après, témoin l'observation suivante :

Observation III

La famille N., propriétaire dans un village

voisin de la Côte-Saint-André (Isère), se compose du père un peu asthmatique, de la mère, d'un garçon et de deux filles, tous bien portants.

L'une d'elles, S. N., âgée de 20 ans, se marie le 11 août 1874, et vient habiter Vienne. Quelques mois après son installation elle remarque que son cou devient plus gros. Le 29 décembre 1875, elle a une enfant que l'on confie à une nourrice. La mère se relève très bien de ses couches, mais son cou lui paraît encore plus gros.

Inquiète, elle réclame les soins de M. le Dr M..., ancien interne des hôpitaux de Paris, qui reconnaît une hypertrophie du lobe droit de la glande thyroïde, le gauche est à peine atteint. La teinture d'iode en badigeonnage, l'iodure de potassium à l'intérieur sont employés, et la tumeur reste stationnaire.

De 1877 à 1878, S. N. a une pleurésie du côté gauche, que M. le Dr M... traite avec un remarquable succès.

Un peu plus tard, la mère de S. N..., vient passer quelques jours auprès de sa fille, tombe malade et meurt, croyons-nous, de la fièvre typhoïde à forme cérébrale.

En 1881, le 19 novembre, S. N..., a un deuxième enfant et des couches presque aussi bonnes que les premières ; mais l'hypertrophie thyroïdienne est bien plus manifeste Le diamètre transverse du lobe droit de la glande thyroïde mesure au moins un centimètre de plus que celui du lobe gauche, le diamètre longitudinal dépasse de deux centimètres et demi celui du lobe gauche. Le lobe gauche, à son tour, est visiblement atteint. La sœur de S. N..., restée au pays, mariée et mère de plusieurs enfants, n'a rien de cette affection thyroïdienne.

Aujourd'hui, S. N... se dit légèrement oppressée, quand elle a couru ou monté un escalier.

Observation IV

Voici une observation plus rigoureuse, plus démonstrative encore, touchant la cause extrinsèque des deux affections dont nous avons constaté l'endémicité dans la ville de Vienne.

Une nombreuse famille, pleine de santé, quitte Pont-Évêque que nous savons alimenté par les eaux de la source, mais avant qu'elles aient acquis leurs propriétés nuisibles dans le sol infectieux qu'elles traversent. Cette famille vient habiter Vienne-Sud, alimenté par les eaux du réservoir de la ville. A peine est-elle installée dans sa nouvelle résidence que tous ses membres sont frappés de la fièvre typhoïde, et qu'aujourd'hui tous les descendants de cette famille sont atteints d'engorgements tyroïdiens qui ont pris naissance aux approches de leur puberté.

La famille D..., composée du père, de la mère, de deux garçons et de deux filles quitte Pont-Evêque en 1861, et vient se fixer à Saint-Marcel, gros faubourg de Vienne-Sud.

L'aîné des garçons a 27 ans, le plus jeune 17 ; l'aînée des filles, mariée et déjà installée à Vienne, a 24 ans, la plus jeune, 14 ans.

Aucune maladie jusqu'à cette époque n'avait affligé personne dans cette famille ; tous jouissaient d'une parfaite santé.

Cinq ou six mois après son installation à Vienne, le père tombe gravement malade ; il a la fièvre typhoïde qui le tient au lit plusieurs mois.

La mère est frappée le huitième mois, en même temps que son fils aîné, mais la fièvre est moins forte, suivant le savant témoignage de M. le Dr M....

La plus jeune fille et le plus jeune garçon ne sont pas épargnés, mais ces derniers restent seulement alités vingt et un jours.

L'aînée des filles seule, mariée et installée à quelques pas de là, est épargnée.

Personne ne succomba, grâce aux soins merveilleux de M. le Dr M... Cependant, tous paraissent avoir été très affaiblis, si nous en exceptons la plus jeune fille, aujourd'hui mariée et mère de famille, car nous voyons le plus jeune garçon engagé dans la marine, mourir l'année suivante.

L'aîné, après avoir repris un peu son travail, se fait mal en soulevant un fardeau, tient quelques jours le lit, traîne pendant un certain temps et meurt en 1864, d'une affection pulmonaire.

La mère succombe en 1865, à l'âge de 54 ans, à la suite d'une frayeur causée par un incendie.

Le père, le plus gravement atteint, résiste

encore à tous ses malheurs et meurt en 1867; il était âgé de 58 ans.

L'aînée des filles, mariée et installée non loin de Saint-Marcel, est aujourd'hui veuve; son mari est mort en juillet 1872, emporté par la fièvre typhoïde, malgré les soins éclairés de M. le Dr C....

Quant aux enfants de cette dernière, nous pouvons dire que tous ont été atteints, aux approches de la puberté, d'hypertrophie thyroïdienne. Le lobe droit de la glande thyroïde est manifestement plus développé que le lobe gauche; il semble même un peu difforme.

Ainsi, voilà des gens dont la santé était parfaite à Pont-Evêque et qui aussitôt leur changement d'habitation à Vienne, deviennent tous plus ou moins malades, frappés par les deux affections régnantes dans cette dernière ville.

Pourrions-nous accuser l'air d'avoir été la cause du mal? – Mais il n'est pas meilleur à Pont-Evêque qu'à Vienne. Leur maison était saine; leurs travaux non différents. Rien, dans leurs habitudes générales, n'avait été modifié. Leur nourriture était également restée la même, à part l'eau. L'eau de Vienne, dont nous connaissons les propriétés nuisibles, avait été substituée à celle de Pont-Evêque, dans l'alimentation de cette famille.

Si la preuve n'était pas déjà faite que nous sommes en droit d'attribuer à l'impureté des eaux d'alimentation l'endémicité des engorgements thyroïdiens et l'endémicité de la fièvre typhoïde, qui règnent dans la ville de Vienne, les faits suivants donneront, croyons-nous, une invincible force à notre démonstration.

Depuis de nombreuses années, on attribuait la fièvre typhoïde, dans la vieille caserne de la ville, à ses vieux murs, peut-être avec raison, aux émanations des fosses d'aisances, à la literie, etc. Et, pour tous ces motifs, les habitants purent voir plus d'une fois avec étonnement, brûler en plein champ de mars, la paille des lits militaires. On remettait tout à neuf, tout était désinfecté, et cependant, l'endémicité typhique ne cessait de régner, toujours sporadique, épidémique quelquefois.

En 1878, cette vieille caserne subit une véritable transformation.

A quelque temps de là, en 1879, le 99e de

ligne y fut installé; mais la fièvre ne tarda pas d'y éclater. Une fois encore, on voua au feu la paille de la literie des malades, sans pour cela atténuer en rien les nombreux cas sporadiques qui s'y manifestaient, sans pouvoir diminuer la gravité de la maladie.

Or, dans ces dernières réparations de la vieille caserne, rien n'avait été oublié : lits, fosses d'aisances, murs, plafonds et planchers, tout avait été remis à neuf. Des aménagements même y avaient été pratiqués pour que l'air pur circulât partout.

Seule, l'eau d'alimentation restait, et est encore à l'heure actuelle, selon nous, le véhicule des germes typhiques.

C'est pourquoi cette terrible affection continuait son œuvre dans la vieille caserne.

C'est pourquoi, et toujours aux mêmes lieux, nous voyons deux morts sur 12 typhiques, entrés à l'hôpital civil, dont un commis à la 14e section et un militaire du 75e régiment d'infanterie, pendant les mois de septembre et d'octobre 1883.

Autre fait : en 1881-1882 une magnifique caserne a été construite à environ deux cents mètres du Rhône, aux pieds du Mont Coupe-Jarrets, dans une situation des plus favorables. Toutes les lois de l'hygiène y ont été observées : le sol y est bien choisi, le jour et l'air y pénètrent comme il convient, de plus, elle est entourée de cours vastes et saines, et la vue s'étend presque de tous côtés, sur de splendides horizons. Cet immeuble a coûté près de deux millions.

Dès que cette nouvelle construction fut devenue habitable, on y installa le 3e régiment de hussards, et quelques mois après, une épidémie de fièvre typhoïde y éclata, mais cette fois, véritablement sérieuse. Ce régiment eut 24 malades, soit entre les deux casernes, 33 malades typhiques et 3 morts.

Presque aussitôt, la caserne fut évacuée, et on envoya le régiment camper sur le Mont Coupe-Jarrets.

Ceci se passait au mois de septembre dernier qui donna 4 malades, et au mois d'octobre suivant, on vit le nombre des militaires atteints par la fièvre typhoïde s'élever au chiffre important de 20.

C'est à cette époque que la nouvelle caserne

fut évacuée, et ce n'est qu'à partir de ce moment que l'épidémie cessa de manifester ses effets.

On pourrait attribuer l'éclosion de cette épidémie à un cas isolé ou sporadique; mais ici la contagion n'est presque jamais possible, par cette raison que, dès les premiers symptômes de la maladie, le malade militaire est envoyé à l'hôpital civil, placé à une très grande distance de la caserne neuve, et confié aux soins d'un médecin civil.

L'effet de contage ne peut donc se manifester dans l'espèce, puisque le médecin major ne reprend son malade qu'à sa sortie de l'hôpital. De plus, nous ne pouvons accuser ici une autre cause que l'eau d'alimentation contaminée; les autres causes, telles que : fosses d'aisances, vieux murs, encombrement, etc., en ce qui concerne la caserne neuve surtout, doivent être absolument écartées, car cette caserne avait été bien construite et l'installation du régiment, frappé si cruellement, avait eu lieu dans des conditions hygiéniques parfaites.

CONCLUSIONS

Il résulte de tous ces faits, que c'est bien à l'eau d'alimentation, et à l'eau seule contaminée que nous pouvons attribuer l'étiologie :

1° De l'endémicité des engorgements thyroïdiens;

2° De l'endémicité typhique, épidémique, quelquefois — Affections toutes deux communes dans la ville de Vienne, et rares à Pont Évêque, alimenté par les eaux de la même source, mais, suivant, ainsi que nous l'avons montré, un trajet différent.

INDEX BIBLIOGRAPHIQUE

BAUDRIMONT. — *Traité des falsifications.*

Annales d'hygiène de 1880 à 1884.

WURTZ. — *Dictionnaire de chimie.*

Bulletin de l'Académie de médecine.

Imprimerie A. DERENNE, Mayenne. — Paris, boul. Saint-Michel, 52.

www.ingramcontent.com/pod-product-compliance
Ingram Content Group UK Ltd.
Pitfield, Milton Keynes, MK11 3LW, UK
UKHW020206200726
13856UKWH00003B/1225